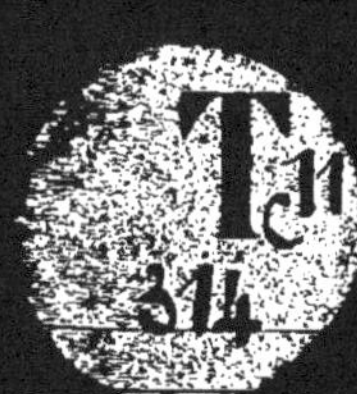
T
11
c
314

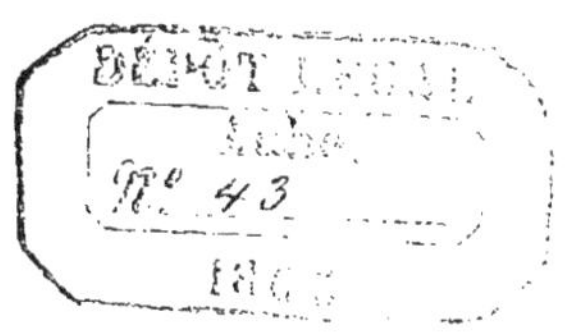

COURS

D'HYGIÈNE POPULAIRE

COURS

D'HYGIÈNE POPULAIRE

FAIT A L'HOTEL-DE-VILLE

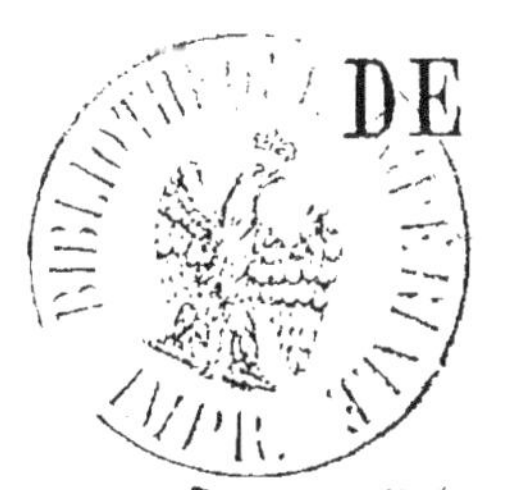

DE BAR-SUR-SEINE

PAR

PIERRE-ADOLPHE FONTAINE

Docteur en Médecine, Bachelier ès-lettres et ès-sciences, des Facultés de Paris;
Ancien Démonstrateur de Chirurgie à l'hôpital de la Charité
(service du Professeur Gerdy);
Médaille de bronze des hôpitaux et hospices civils de Paris (1853);
Médaille d'argent, récompense nationale (choléra 1854);
Membre du Conseil d'Hygiène et de Salubrité de l'arrondissement,
Médecin de la Compagnie des chemins de fer de l'Est,
à Bar-sur-Seine.

L'amélioration des campagnes vaut mieux que la transformation des villes.

(NAPOLÉON III, lettre du 18 août 1862)

1re Livraison.

PARIS

VICTOR ROZIER, ÉDITEUR, RUE CHILDEBERT, 11,

PRÈS SAINT-GERMAIN-DES-PRÉS.

1865

A LA MÉMOIRE DE MON BEAU-PÈRE

LÉON VERDY!

D'autres ont dit qu'il fut « l'ami, le père des » ouvriers, l'honneur et la providence de son pays » natal (1). » — Ce que nous pouvons affirmer, c'est que nul ne sut plus largement pratiquer le divin précepte que donnait au monde, il y a dix-neuf siècles, un autre fils de charpentier : « Aimez-vous les uns les autres. » — Que son nom, placé en tête de ces Leçons populaires, leur serve d'égide et témoigne du sentiment qui les a dictées!

(1) Discours prononcés sur la tombe de L. VERDY, le 26 février 1863, par MM. Maillet, conseiller général; Bourbonne, maire; Gauthier, lieutenant des pompiers; Miton, ouvrier; et Alexandre, architecte.

COURS

D'HYGIÈNE POPULAIRE

1re CONFÉRENCE

SOMMAIRE :

Ce qui m'engage, ce qui me détermine à parler. — Dépeuplement des campagnes; désertion de la province pour la capitale : fâcheuses conséquences pour le Gouvernement, pour la Société, pour l'Agriculture. — Causes de cette déplorable tendance : ignorance absolue, ignorance des conditions de l'Hygiène. — Moyens d'y remédier. — Appel de S. Exc. le Ministre de l'Instruction publique.

Définition de l'Hygiène. — Elle est la plus haute expression de la Médecine. — Tout le monde peut s'initier aux règles de l'Hygiène. — Plan et division : Hygiène privée et Hygiène publique. — Avantages de l'Hygiène.

MESDAMES ET MESSIEURS.

« Fais ce que dois, advienne que pourra. » Si j'invoque aujourd'hui cette maxime philosophique, c'est parce qu'elle m'est familière depuis l'enfance, et voici comment : Mon père avait pour capitaine au 6e régiment de chasseurs à cheval, sous le premier empire, un jeune et brillant officier, qui portait bravement cette devise, inscrite dans ses armes, au-dessous d'une couronne de comte. Ce jeune officier a fait depuis un brillant chemin, et c'est aujourd'hui l'un des plus illustres et des plus hauts dignitaires de l'armée française; il se nomme S. E. le maréchal comte Baraguay d'Hilliers, vice-président du Sénat.

Eh bien, Mesdames et Messieurs, cette devise du maréchal Baraguay d'Hilliers, devrait, à mon sens, être celle de tout homme qui se dévoue à la patrie ou à l'humanité.

Tout au rebours de ce savant académicien (Fontenelle), qui disait que s'il avait la main pleine de vérités, il se garderait bien de l'ouvrir, à cause des ennuis que cela pourrait lui susciter, j'ai cru, moi, simple médecin de campagne, qui depuis 17 ans déjà, étudie ou pratique l'art de guérir, être en possession de certaines vérités utiles, bonnes à répandre, à propager dans les masses. Peut-être, en abordant cette tâche, ai-je plutôt obéi à l'impulsion de mon cœur que consulté mes forces? Peut-être que mon insuffisance, que mon inexpérience de l'enseignement public, trahiront ma bonne volonté, et ne feront qu'attirer sur ma tête les foudres de la critique?

Mais d'abord, ces conférences, dont le seul but est l'utilité, seront, si vous le voulez bien, de simples entretiens familiers, exempts de toute prétention à l'art de bien dire, et mis à la portée de toutes les intelligences.

Car, si dans l'auditoire qui me fait l'honneur d'assister à ces séances, il y a des savants, des lettrés, qui pourraient sans beaucoup de peine en remontrer au professeur, je ne perdrai pas de vue que je m'adresse surtout aux ouvriers, aux travailleurs, à ceux-là qui n'ont pas la ressource d'étudier dans les livres ce que j'enseigne ici.

Puis, je vous dirai franchement que je compte beaucoup sur la promesse d'un vieux proverbe, qui dit : « *Les bons auditeurs font les bons discoureurs.* » — Il s'établit en effet entre l'auditoire et celui qui parle, une sorte de courant magnétique, duquel résulte une double influence : Si l'auditoire est sympathique et bienveillant, il échauffe, il illumine pour ainsi dire celui qui parle ; sa démonstration est plus claire, plus évidente, et frappe davantage.

Or, je ne vous dissimulerai pas, Mesdames et Messieurs, que j'ai singulièrement besoin d'être encouragé, soutenu dans la tâche que j'entreprends. C'est donc en toute humilité que je viens réclamer de vous silence et attention. Je ferai des fautes, c'est sûr (qui n'en fait pas d'ailleurs, sinon ceux qui ne font rien?) ; mais, ayez, je vous en prie, la discrétion de n'en manifester aucune mauvaise humeur.

Pour mieux vous faire saisir toutes mes appréhensions à cet égard, permettez-moi une comparaison, qui comme toutes celles dont je me servirai devant vous, sera empruntée anx usages vulgaires de la vie.

Vous savez tous quelle est l'influence de la galerie sur les joueurs ; c'est un fait que j'ai, pour ma part, bien des fois observé. Qu'au beau milieu d'une partie, il s'élève un murmure désapprobateur ou même un simple signe d'impatience, et au plus fort de l'action, l'on voit l'un des partenaires, quelquefois celui qui paraissait avoir le plus de chances de gagner, perdre la tête et en même temps la partie.

Eh bien, Mesdames et Messieurs, nous commençons ensemble une partie sérieuse, considérable, dans laquelle vous apporterez pour enjeu votre patience, votre attention, votre bienveillance, et je vous en sais assez abondamment pourvus, assez riches, pour espérer que vous voudrez bien en dépenser beaucoup en ma faveur, sans craindre de vous appauvrir.

Mon enjeu à moi, c'est le travail, c'est l'ambition de vulgariser certains préceptes de la science, c'est le désir de vous faire toucher du doigt la nécessité de l'hygiène, c'est-à-dire de l'art de conserver la santé et de prévenir la maladie.

C'est là véritablement pour le médecin la plus belle et la plus noble tâche, d'abord, parce qu'elle procède avec certitude, ce qui n'arrive pas toujours en médecine, et ensuite parce qu'aucun salaire ne la déflore. Et, cette tâche, par un réel privilège qui compense bien des déboires, semble incomber de préférence à celui qui exerce son art loin des grands centres de la civilisation.

Vous étonnerez-vous après cela, Mesdames et Messieurs, que je me sois laissé séduire par le rôle hasardeux de vulgarisateur de la science? J'avoue pourtant que j'aurais eu bien de la peine à triompher de certaines hésitations, si des motifs d'un ordre plus élevé ne m'avaient fait envisager comme un devoir, ce que je n'avais regardé d'abord que comme un plaisir devant résulter de la satisfaction de ce besoin d'expansion, si naturel à l'homme vivant en société.

Ces motifs déterminants sont de deux ordres : les uns touchent à des intérêts généraux, sociaux ou patriotiques, et nous sont communs avec tous les Français;

Les autres n'ont rapport qu'à des intérêts locaux, et se rattachent particulièrement à notre arrondissement, à notre localité.

Parmi les motifs d'intérêt général, il est une question qui préoccupe singulièrement et à juste titre, à l'heure qu'il est, les moralistes et les hommes d'Etat.

Je veux parler du dépeuplement des campagnes, de la désertion de la province pour la capitale.

Les relevés officiels de la statistique générale, insérés au *Bulletin des Lois*, établissent par des chiffres incontestables et non contestés, que depuis 15 ans la population rurale de la France a diminué de 6 0/0, ce qui constitue une augmentation d'autant au profit des grandes villes.

Dès l'année 1860, le gouvernement, dont la sollicitude était éveillée sur ce point, a ouvert une enquête auprès des chambres consultatives d'agriculture, pour se renseigner sur les causes qui produisent cette tendance fâcheuse des habitants des campagnes vers les grands centres.

Ce qu'a produit cette enquête, nous l'ignorons, mais nous ne pouvons qu'applaudir à l'initiative prise par le pouvoir. Le fait est qu'il ne doit pas voir sans une légitime appréhension cette désertion des champs pour les villes. Paris surtout attire les provinciaux par milliers, et l'on est en droit de redouter cette accumulation d'hommes autour du moteur administratif. Ces ouvriers qu'attire au sein de la capitale l'appât du lucre et du bien-être, qu'il vienne une crise industrielle, commerciale ou financière, que les travaux manquent, et chacun d'eux sera une recrue toute prête pour les passions subversives de l'ordre et de la société.

Tout le monde, d'ailleurs, n'est-il pas d'accord sur la funeste influence qu'exerce tant sur le physique que sur le moral, l'habitation des lieux trop peuplés,

« Les villes, a dit J.-J. Rousseau, sont les gouffres de l'espèce humaine ; au bout de quelques générations, les races y périssent et dégénèrent. »

Tandis que la campagne fournit à la patrie ses plus vigoureux défenseurs, l'on éprouve, dans les grands centres, une difficulté toujours croissante à remplir de sujets valides et bien constitués les cadres de la conscription.

Pendant ce temps-là, les bras font défaut à l'agriculture ; et le propriétaire, l'homme aisé, intelligent, qui pourrait consacrer à l'adoption et à la vulgarisation des meilleures méthodes, ses connaissances et sa fortune, se dégoûte du métier, vend ses terres, et va promener dans la ville voisine son oisiveté de rentier ; à moins que, par une tendance peut-être trop générale à notre époque, il n'aille grossir la foule des solliciteurs, et ne veuille à son tour obtenir une place.

Je connais tel cultivateur qui, pouvant vivre de son héritage en travaillant au village, préfère être sergent de ville à Paris. — Un autre, officier de santé, trouvant trop amer le pain qu'il gagne en allant par monts et par vaux, panser, médicamenter des malades beaucoup trop éparpillés, demande à être inspecteur d'omnibus. — Un troisième, taillé en hercule, aime mieux rincer des verres au comptoir d'un marchand de vin, que porter la hotte du vigneron, qui semblait si peu peser pourtant à ses larges épaules.

A tous, la capitale apparaît miroitante comme un abîme sans fond, qui donne le vertige, attire à soi et ne rend jamais ses victimes.

Je sais bien qu'en regard de ceux-là qui lâchent la proie pour l'ombre, il en est d'autres plus heureux qui, partis de leur village en sabots, y reviennent riches, millionnaires, et achètent le château féodal qu'occupait autrefois le seigneur du pays. Mais on parle de ceux-ci, c'est le cas de dire avec le poète :

« On compte le petit nombre de ceux qu'on voit surnager au-dessus du vaste gouffre. » (1)

(1) *Apparent rari nantes in gurgite vasto* (Virgile).

Et l'on ne dit rien des milliers qui sombrent ou croupissent dans les bas-fonds de la société.

Ce fait déplorable dans ses conséquences médiates, au point de vue de la richesse et de l'avenir du pays, s'est manifesté dans l'arrondissement de Bar-sur-Seine comme ailleurs.

Peuplé en 1851 de 53,433 habitants, il n'en possède plus, d'après le dernier recensement, que 49,916; c'est-à-dire que dans le seul espace de 10 années, il a perdu 3,517 habitants.

Nous avons donc pu étudier, dans un cadre bien restreint c'est vrai, mais au moins d'après nature, cette importante question du dépeuplement des campagnes.

Peut-être mieux qu'un autre, le médecin est à même de se livrer à ces sortes d'observations? Pour l'accomplissement de son ministère, en effet, il pénètre aussi bien sous le toit du pauvre, qu'il guérit, assiste et console, que dans la demeure du riche, dont il sait les souffrances et les infirmités. — Incessamment en contact avec toutes les classes de la société, il devient souvent l'ami, le confident, ou même le protecteur de son client; et tout en soulageant des maux physiques, il est souvent appelé à deviner, à partager, à calmer des douleurs morales.

Dans les petites localités, d'ailleurs, ne connaît-on pas tout le monde et les habitudes de chacun? et n'est-il pas facile de se rendre compte des mille et une circonstances qui font quitter à l'homme des champs la charrue pour le comptoir, le hameau qui l'a vu naître pour la ville, la province pour la capitale?

Eh bien, Mesdames et Messieurs, parmi les causes qui produisent cette transformation du paysan en citadin, du provincial en parisien, je n'hésite pas à placer en première ligne, l'ignorance absolue d'abord, puis, et surtout, l'ignorance des conditions de l'hygiène.

Je sais bien qu'à côté de ces causes, il en est d'autres encore que tous les économistes ont signalées, discutées, approfondies. Mais nous devons laisser de côté toutes celles qui sont du ressort de la politique ou de l'administration. Les moyens d'y porter remède dépendent du gouvernement, et les preuves multipliées de sollicitude éclairée données par lui à la culture et aux classes rurales, nous sont un sûr garant qu'il s'en occupe et qu'il ne tardera pas à les faire disparaître.

Quant à l'ignorance absolue, c'est un fait malheureusement avéré aujourd'hui, qu'il y a encore, dans notre belle France, 600,000 enfants qui ne savent ni lire ni écrire; 600,000 enfants que l'indifférence, ou plutôt la misère, retient encore loin des écoles primaires.

Mais, après les heureuses réformes et les utiles améliorations opérées par l'homme éminent qui occupe aujourd'hui le ministère de l'instruction publique, il est permis d'espérer que bientôt la France n'aura plus rien à envier ni à la Suisse, ni à la Belgique, ni à la Bavière, ni aux autres peuples, sous le rapport de l'éducation nationale.

D'autre part, nous devons reconnaître que l'une des tendances les plus marquées de l'esprit moderne dans le gouvernement et l'administration des Etats, c'est la recherche de tout ce qui peut améliorer la condition organique de l'humanité.

Malgré cela, tandis que dans les grandes villes l'hygiène publique et privée fait chaque jour des progrès, la population agricole qui constitue pourtant à elle seule les deux tiers du peuple français, est restée jusqu'à ces derniers temps presque complétement privée de ses bienfaits.

Déjà j'ai fait voir dans une œuvre purement médicale (1), combien l'habitant des campagnes laisse à désirer sous le rapport du logement, de la nourriture et des vêtements, surtout si l'on met en regard l'énorme déploiement de forces musculaires auquel il est astreint.

Eh bien, Mesdames et Messieurs, c'est, les trois quarts du temps, parce qu'il ne sait pas, ou qu'il se laisse entraîner par la routine et aveugler par les préjugés, que l'homme des champs végète comme les jachères qu'il laisse subsister dans ses sillons.

Il y a bientôt 19 siècles que le prince des poètes latins disait :

(1) Du *choléra-morbus épidémique* observé dans la commune de Loches (Aube) en 1854. — Paris, 1855.

« Trop heureux seraient les laboureurs, s'ils connaissaient les biens qu'ils ont sous la main. » (1)

Eh bien ! l'on peut répéter aujourd'hui ce vers célèbre, il n'a pas cessé d'être vrai ; c'est-à-dire que les cultivateurs d'aujourd'hui, comme ceux du temps de Virgile, récoltent bien le blé, le vin, élèvent même les animaux destinés à notre nourriture ; mais ce sont eux justement qui consomment le pain le plus noir, la plus mauvaise boisson, et se passent presque tout-à-fait de viande.

Joignez à cela, qu'au milieu d'un air pur, ils trouvent le moyen d'avoir une habitation insalubre ; et pour les garantir contre l'intempérie des saisons, des vêtements grossiers et insuffisants ; et vous comprendrez que celui qui a des aspirations un peu plus élevées, est bien excusable d'aller chercher fortune ailleurs.

Car, lorsque j'accuse l'ignorance d'être l'une des causes du dépeuplement des campagnes, je ne veux pas dire que ce sont les plus ignorants qui désertent les travaux de l'agriculture. — Au contraire, généralement c'est celui qui par instinct, par nature, ou par éducation, éprouve le besoin d'un milieu plus en rapport avec ses goûts, qui abandonne le hameau paternel. — S'il s'avisait, en effet, de faire mieux que son voisin, de s'habiller un peu en bourgeois, oh ! alors on le montrerait au doigt ; peut-être même que le serpent de l'envie, sous la forme d'un rustre opulent, trouverait le moyen de lui jeter à la face certains termes de mépris, tels que ceux-ci : « T'as beau faire, mon pauvre Pierre, tu n'es qu'un paysan dégrossi ! »

C'était pour remédier à cette ignorance du bien-être et à ses fâcheuses conséquences, que l'empereur Napoléon Ier voulait instituer dans chaque ville de France, dans chaque chef-lieu de canton, des chaires d'instructions familières en faveur de la santé des soldats du travail.

C'est dans un but analogue, sans doute, que S. E. le Ministre de l'instruction publique, a, par une circulaire en date du 1er octobre dernier, fait un appel à tous les

(1) *O fortunatos nimiùm sua si bona nôrint*
Agricolas. . . . . (Virgile.)

hommes de bonne volonté, pour continuer, jusque dans la province, la croisade qu'il a instituée à Paris contre l'ignorance et les loisirs inutiles. Il a exprimé le désir que chaque ville de France ait, comme la capitale, des conférences publiques destinées à l'instruction des classes laborieuses.

Nous avons cru, Mesdames et Messieurs, répondre à la pensée de l'honorable M. Duruy, aussi bien qu'à l'un des plus pressants besoins de notre époque et de notre localité, en venant apporter notre modeste contingent à ce mouvement de progrès indéfini. Notre tentative sera peut-être qualifiée de hasardeuse et téméraire, mais elle aura du moins l'avantage de ne pas grever d'un centime le budget de l'Etat, du département ou de la commune.

Lorsque de toutes parts, suivant les besoins, s'organisent des cours, des conférences, des lectures, il nous a semblé que notre arrondissement ne devait pas rester en arrière, et nous avons voulu combattre, passez-nous la prétention, pour l'honneur du canton.

Au milieu d'une population presque exclusivement agricole, nous nous appliquerons surtout à donner des préceptes aux cultivateurs, aux vignerons, sans oublier pourtant les autres professions qui s'exercent dans notre localité.

C'est ennoblir les travaux manuels que de les arracher à la routine et à l'ignorance. Si vous faisiez de l'agriculture une science, vous auriez brisé le préjugé qui consiste à la dédaigner. Les médecins, les chirurgiens, les chimistes, font des opérations bien autrement repoussantes que le cultivateur ou le vigneron qui travaille les pieds dans la terre. Eh bien! je ne sache pas que leurs professions en soient moins libérales pour cela? — C'est que l'intelligence relève leur travail et lui donne de la dignité.

A vous, Mesdames et Messieurs, qui êtes pour ainsi dire sur les confins de la ville et de la campagne, à vous, qui participez un peu des bienfaits de la première et beaucoup des avantages de la seconde, il sera facile de démontrer que la Providence n'est marâtre pour personne.

L'inégalité de condition entre les membres de la grande famille humaine n'existe qu'en vertu de l'inégalité des aptitudes individuelles. Le jour où l'habitant des campagnes saura tirer parti des ressources qu'il a sous la main, le jour où il aura assaini sa demeure, amélioré sa nourriture, modifié ses vêtements, cultivé son esprit, il n'aura plus rien à envier à l'habitant des grandes villes. J'ajoute même que si l'on voulait pondérer d'une main impartiale les misères sociales de l'un et les avantages sanitaires de l'autre, c'est du côté du paysan, c'est-à-dire en sa faveur, qu'inclinerait le plateau de la balance.

J'espère, Mesdames et Messieurs, par ce qui précède, vous avoir éclairé sur les motifs qui me guident et sur le but que je me propose. Le terrain ainsi préparé, j'entre immédiatement en matière.

Qu'est-ce que c'est donc que l'hygiène?

L'hygiène, j'ai déjà eu l'honneur de vous le dire, est généralement définie : l'art de conserver la santé et de prévenir la maladie.

Mais conserver la *santé*, qui n'est autre chose que l'exercice régulier des fonctions du corps, n'est-ce pas en même temps prévenir la *maladie*, dont le trouble de ces mêmes fonctions est précisément la manifestation?

Je trouve beaucoup plus juste et beaucoup plus complète la définition donnée par un savant, dont le nom vous est connu ; je veux parler de Gerdy, qui fut l'une des gloires médicales de la France, et auquel notre arrondissement est fier d'avoir donné le jour.

Voici comment cet excellent et illustre maître définissait l'hygiène : « L'art de conserver la santé et de perfectionner l'espèce humaine. »

C'est là, certes, une définition courte, complète, claire et facile à retenir. A tous ces titres, et aussi par respect pour la mémoire de celui qui fut mon guide et mon appui, je vous la recommande.

Toutes les autres définitions qu'on a données de l'hygiène, et elles sont nombreuses, sont plus longues, plus compliquées, plus difficiles à retenir. Et, pour vous en donner un exemple, je vous citerai la suivante, qui a, pendant longtemps, joui d'une grande faveur parmi les savants :

L'hygiène, disait-on, c'est l'art d'appliquer toutes les connaissances médicales, pour indiquer à l'homme dans quelle situation physique, organique ou sociale qu'il se trouve, la mesure suivant laquelle il doit user et de lui-même et des choses extérieures, pour se conserver en santé.

Cette définition vous paraîtra peut-être trop scientifique. Elle n'a point été faite pour un cours d'hygiène populaire, à coup sûr ; mais en vous la rappelant, je vous aurai fait voir, qu'en définitive l'hygiène peut être considérée comme la plus haute expression de la médecine. Elle met, en effet, à contribution toutes les autres branches des connaissances médicales. C'est ainsi qu'elle emprunte à la physique, pour connaître les propriétés générales des corps répandus autour de l'homme; s'agit-il de déterminer la densité de l'air, son degré de température, de sécheresse ou d'humidité, c'est la physique qui nous l'enseigne? — Elle a recours à la chimie pour étudier les actes intimes, les combinaisons mystérieuses qui s'accomplissent dans la profondeur de nos organes ; par exemple, ceux de la digestion, de la respiration, etc. —Elle s'éclaire du flambeau de l'anatomie, qui est pour ainsi dire la géographie du corps humain, et qui nous apprend de quels organes il est composé. Elle met à contribution la physiologie, qui nous montre le rôle de chacun de ces organes, quelles fonctions ils remplissent. Enfin, elle profite aussi de l'expérience de la médecine proprement dite, qui nous fait voir quelles lésions éprouvent ces organes sous l'influence de la maladie, les causes qui ont produit ces lésions, et les moyens d'y porter remède.

Voilà, me direz-vous, bien des mots tirés du grec! C'est vrai, mais je vous promets que ce ne sera point pour moi péché d'habitude, j'userai le moins que possible de termes scientifiques, et chaque fois que je serai forcé d'y recourir, j'aurai soin de les accompagner immédiatement de leur traduction en langue vulgaire.

N'allez pas croire surtout que je veuille vous faire un cours complet de médecine.

La médecine proprement dite, celle qui répare, qui guérit, est trop ardue, trop complexe, trop difficile à étudier, à comprendre et à pratiquer, pour que j'aie pu songer à vous en donner même un simple aperçu, dans les quelques leçons que nous aurons à y consacrer.

Une pareille entreprise ne servirait d'ailleurs qu'à faire naître ou à entretenir dans le peuple, des préjugés dont il est presque toujours la dupe et souvent la victime.

Or, c'est un but tout opposé que nous nous proposons d'atteindre : Tout en vous initiant aux préceptes de la médecine qui conserve et préserve, nous ferons la guerre aux erreurs, aux préjugés, au charlatanisme, à toutes les mauvaises herbes, en un mot, qui pourraient nuire à la croissance des bonnes que nous voulons semer. Et nous avons l'espoir de vous démontrer que, si ce n'est pas trop de la vie d'un homme apte et laborieux pour étudier d'une façon à peu près complète et pratiquer avec quelque succès l'art de guérir, tout le monde au contraire peut, à peu de frais, s'initier aux règles de l'hygiène.

Croyez-vous que l'employé du télégraphe, qui reçoit ou envoie les dépêches, a étudié la physique, connaît les lois qui président à la production de l'électricité, sait la théorie en vertu de laquelle deux électricités de même nom se repoussent, et deux électricités de nom contraire s'attirent? Non assurément, ce qu'il sait, c'est lire l'alphabet qui est sur son cadran, tourner une manivelle, pousser un bouton pour se mettre en communication, etc., en un mot se servir de son appareil, sans le détériorer, sans le briser, toutes les fois qu'il lui faut adresser ou recevoir une dépêche.

Eh bien, Mesdames et Messieurs, l'homme est constamment en communication avec les corps qui l'environnent, avec les agents extérieurs. Tantôt il est influencé par eux, tantôt au contraire, c'est lui qui exerce une influence. En d'autres termes, tantôt il reçoit, tantôt il adresse une dépêche. — Ce qu'il vous importe d'apprendre, c'est donc de vous servir convenablement, dans l'un et l'autre cas, de cet appareil ou plutôt de cet ensemble d'appareils si compliqué qui constitue le corps humain.

Ainsi, vous le voyez, le *sujet* de l'hygiène, c'est l'homme; son *objet*, c'est l'étude de tous les agents extérieurs avec lesquels il est en contact.

Etablir les rapports du sujet à l'objet, c'est tracer les règles de l'hygiène.

De ce simple aperçu, jeté sur l'ensemble des questions que nous aurons à traiter, découle tout naturellement le plan que nous allons suivre.

Nous commencerons par étudier l'homme en général; et nous l'envisagerons sous le triple aspect :

1° De ses propriétés physiques, matérielles, ou inorganiques, c'est-à-dire des propriétés qu'il possède en commun avec tout ce qui est dans la nature, même avec les corps bruts (minéraux).

2° De ses propriétés *vitales* ou organiques, qu'il partage avec tous les êtres animés (végétaux et animaux).

3° Enfin de ses attributions *intellectuelles* et *morales*, dont il a le privilège exclusif.

Dans cette étude de l'homme, s'introduiront nécessairement quelques notions anatomiques, qui sont même indispensables dans un cours d'hygiène populaire. — Pour faire comprendre tous les soins à donner au jeu d'une mécanique, il est utile que l'on connaisse les rouages de l'instrument. De même, pour la conservation du merveilleux mécanisme de la machine humaine, il est indispensable que l'on sache de quels organes elle se compose.

Puis, quand nous aurons étudié l'homme en général, nous rappelant qu'il n'y a pas de règle sans exception, nous étudierons les exceptions, c'est-à-dire les diverses modifications qu'il présente suivant :

L'âge,
Le sexe,
La constitution,—le tempérament,—l'individualité,
L'hérédité,
Les habitudes,
Les professions.

Ensuite, pénétrant dans la matière même de l'hygiène, ou son objet, nous étudierons toutes les influences exercées sur l'homme par les agents avec lesquels il est en contact. Et, pour simplifier les choses autant que possible, nous croyons pouvoir rattacher ces influences à 5 points principaux, à savoir : 1° la nourriture; 2° les vêtements; 3° les habitations; 4° les travaux ou exercices; 5° enfin nous dirons un mot des influences morales.

On a divisé l'hygiène en hygiène privée, et hygiène publique, suivant qu'elle est appliquée aux individus ou aux masses.

C'est l'hygiène publique qui, cherchant les moyens de conservation ou de jouissance applicables aux peuples, sert de guide aux législateurs et aux gouvernants. C'est elle qui préside à la construction des villes, creuse les égoûts, relègue loin des centres d'habitation les établissements insalubres, comme les abattoirs, les cimetières. C'est elle, qui, la clochette en main, vous avertit chaque matin de balayer le devant de votre porte ou de laver votre rue.

De cette hygiène publique, à laquelle nous nous plaisons à rendre hommage, nous ne nous occuperons guère. C'est l'affaire de l'administration, qui pour chaque arrondissement, est secondée dans cette tâche par un conseil d'hygiène et de salubrité, composé d'ingénieurs, de propriétaires, d'agriculteurs, de médecins, de pharmaciens et de vétérinaires, c'est-à-dire d'hommes dont la position inspire la confiance et garantit les lumières.

Nous bornerons donc nos études à l'hygiène privée, sans nous laisser décourager par certaines objections.

Ainsi, il y a des gens qui prétendent que l'on devrait imposer au peuple l'hygiène privée, comme on lui impose l'hygiène publique, à coups de décrets, de lois, d'ordonnances.

Tout récemment, un journaliste de talent, M. Am. Latour, émettait cet avis, digne, à mon sens, d'être mis à côté de cette autre sophisme, émané de Jean-Jacques : « L'hygiène est moins une science qu'une vertu. »

Voyez-vous nos législateurs s'occuper de réglementer les heures de repas, le genre de nourriture, la forme ou la matière des vêtements de tous les Français, petits et grands? Voyez-vous un commissaire de police verbaliser contre celui qui aura commis le délit de manger trop vîte? Un tribunal assemblé pour juger l'imprudent qui sera reconnu coupable de s'être exposé à un refroidissement?

C'est pousser loin l'amour de la réglementation, il faut l'avouer; et, permettez-moi de le dire, c'est là une prétention ridicule.

Vous obligez les gens à laver le devant de leurs portes, sous peine d'amende. Très bien; mais pourrez-vous jamais les contraindre à laver leur corps ou leurs mains, si vous ne les prenez pas par la persuasion? si vous ne leur montrez pas que la propreté est nécessaire pour conserver la santé.

D'ailleurs, Mesdames et Messieurs, le Créateur luimême, en nous laissant notre libre arbitre, n'a-t-il pas institué la maladie comme une peine aux infractions de l'hygiène? C'est une thèse qui a été soutenue par bien des esprits éminents; et l'expérience de chaque jour ne nous ferait pas défaut pour confirmer cette manière de voir.

Prenons des exemples.

Vous, vous êtes négociant, je suppose; vos affaires prennent de l'extension, poussé par le besoin de faire fortune, vous passez les jours, et quelquefois une partie des nuits, penché sur votre bureau, pour mettre vos écritures en règle. Ce bureau est renfermé dans une espèce de taudis ou d'arrière-boutique, où l'air et le soleil ne pénètrent que par exception. — Rien n'est réglé pour vos repas. Votre estomac vous demande et tiraille; quelquefois vous êtes prêt à vous mettre à table; mais la sonnette du magasin retentit, un client vous arrive. — Les affaires avant tout, un client ne doit jamais attendre, tant pis pour votre estomac. — Eh bien! gare à la migraine, gare à la gastralgie (maux d'estomac).

Vous, vous n'êtes encore qu'ouvrier, artisan, manœuvre, vous maniez la bêche, la pioche ou la houe. Vous avez besoin de gagner votre vie, et vous travaillez à l'intempérie des saisons. Survient une averse, quand vous avez le corps échauffé et en sueur; vous pourriez vous mettre à l'abri, mais vous avez fixé votre tâche, vous vous êtes dit, je labourerai jusqu'à ce noyer, jusqu'à ce provin, il faut gagner le pain quotidien. Si seulement vous aviez des vêtements qui soient capables de vous protéger, un bon gros manteau, une rustique limousine. — Mais comptant sur l'exercice pour vous échauffer, vous êtes à peine vêtu. Bientôt vous êtes trempé jusqu'aux os. Qu'importe, vous continuez votre rude besogne, et vous laissez sécher sur votre dos la chemise collée à votre peau. Tant que la circulation est activée par le travail, vous ne ressentez rien ; mais le soir, en rentrant chez vous, vous avez le frisson, la fièvre, puis un point de côté, et le lendemain, quand vous appelez le médecin (si vous l'appelez toutefois), il s'aperçoit que vous avez une fluxion de poitrine. Vous voilà pour 12, 15 jours, quelquefois des semaines, des mois entiers sans travailler, sans rien gagner ; heureux quand la maladie n'engendre pas pour vous la misère ; vous seriez peut-être pour le restant de vos jours dans un cercle fatal formé par cette terrible dualité : *misère et maladie ;* car, s'il est juste de reconnaître que la maladie engendre la misère, il n'est pas moins vrai de dire qu'à son tour la misère engendre la maladie, et réciproquement.

Et tout cela, parce que vous aurez violé par imprudence, par ignorance peut-être, les lois de l'hygiène.

Vous voyez donc bien qu'il est urgent que vous les connaissiez.

Eh bien ! une consolante voix nous a dit : « Cherchez et vous trouverez. »

La science a cherché, Mesdames et Messieurs, et elle a trouvé.

Grâce à elle, vous pouvez perfectionner toutes vos facultés, au physique comme au moral. L'hygiène vous apprendra à régler vos désirs sur vos besoins, et tout en satisfaisant vos appétits, vous saurez éviter les dangers de l'excès. Vous passerez ainsi des jours heureux et tranquilles, et vous arriverez tout doucement à la vieillesse. Vos organes s'useront sans doute, car c'est la loi de tout ce qui existe ici-bas ; mais exempts des infirmités qui résultent d'ordinaire des secousses occasionnées par les passions, ou par les écarts de régime, vous atteindrez graduellement cette faiblesse des vieux jours, sorte de crépuscule ménagé par la Providence, pour nous avertir de songer aux préparatifs du départ. Quand enfin arrivera l'heure dernière, l'heure inévitable, l'on pourra dire de chacun de vous, comme du sage :

« Rien ne trouble sa fin, c'est le soir d'un beau jour. » (1)

(1) Lafontaine.

BAR-SUR-SEINE, IMPRIMERIE SAILLARD.

BIBLIOTHEQUE NATIONALE DE FRANCE
3 7531 03987445 9

www.ingramcontent.com/pod-product-compliance
Ingram Content Group UK Ltd.
Pitfield, Milton Keynes, MK11 3LW, UK
UKHW012307240726
13966UKWH00004B/1700

9 782011 741653